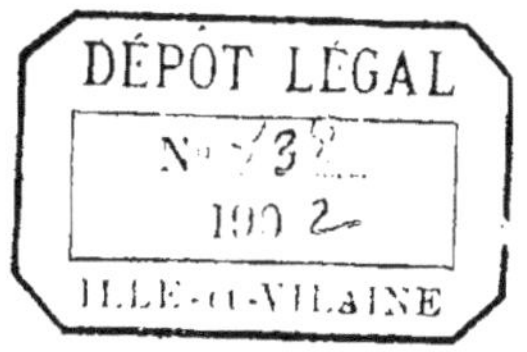

L'HYGIÈNE

DANS LES TROIS VILLES

& dans les Campagnes

LES EGOUTS. — LES ENGRAIS

I

Le Poulieur, le Temporisateur et Couëron-Chicamour étaient à la Houle, en Cancale.

Ils avaient grand appétit.

A chaque instant, à chaque pas, c'étaient des brunes, des blondes, des grisonnantes, de respectables blanches octogénaires qui nous accostaient et nous exprimaient leur doléances.

« Mon Dieu, mon Dieu, mais, quel malheur ! Qu'allons-
» nous devenir avec des bruits pareils ? On ne vendra plus
» d'huîtres. Et pourtant nous en prenons grands soins. Plus
» d'étrangers *qui ne sont pas d'ici* pour venir chez nous,
» pour venir nous voir.

» Nos *garçailles*, ce ne sont pas des *bâtards* : comment
» ferons nous pour les nourrir ?

» Plus de résidents, plus de visiteurs, plus de caravane,
» puisque personne ne voudra plus venir dans notre pays,
» personne ne voudra plus manger des huîtres !

» Pour la pêche de la morue, pendant combien d'années
» nos frères, nos maris, nos gars, pourront-ils encore partir

» sur ces bons et solides navires que nous avons vu presque
» tous construire, puisque ce qu'on appelle le *modus vivendi*
» peut trépasser d'un jour à l'autre ?

» Ce n'est pas la culture des pommes de terre primes.
» la confection des gants, le tricot, ni la pêche à la ligne.
» la pêche au chalut, qui pourront nous faire vivre tous
» autant que nous sommes.

» Les fournisseurs peuvent fermer boutiques.

» Mon Dieu, mon Dieu, quelle misère !

» Que la vie est amère ! — *pari* Julie? »

Les marins pêcheurs nous serraient stoïquement la main.

Savez-vous, lecteurs, où l'on trouve la cordialité de la poignée de main ?

Toutes les poignées de mains d'un marin cancalais ne sont pas cordiales, d'aucunes ne sont que polies. Mais il y a une nuance entre les polies et les cordiales. Vous saisirez la nuance en serrant la main d'un Cancalais dont vous serez connus.

II

Les hommes laissaient le beau sexe parler pendant tout le temps voulu, puis gravement disaient :

« Tu n'es pas malade, Julie. Les *effants* se portent bien
» et sont vigoureux : les vois-tu dans le canot ? Je ne suis,
» pas plus que ceux de mon équipage, coalé par trente-six
» brasses de fond. S'il y a quelque chose à faire pour la
» propreté des rues, les égouts, l'amélioration des parcs à
» huîtres, pour ce que les savants appellent l'*hygiène*, nous
» savons bien ce qu'il y a à faire, et nous le ferons entre nos
» marées.

» Les docteurs et pharmaciens ne verront pas le fond de
» notre bourse. Les étrangers s'en vont et s'en iront de
» Cancale sans emporter le germe de la fièvre typhoïde.
» Les huîtres de nos parcs feront la tentation des gourmets
» ou l'envie des.... qui les décrient.

» Je lève l'ancre et hisse la grande voile, mieux que je
» ne remue la langue ou manie la plume. Mais ces trois
» lascars-là, je les connais. Ils me comprennent : je leur
» dirai la besogne à faire pour les gazettes.

» Au revoir, les gars !

» Julie, les orbiches et les patates sont-elles cuites ?

» — Plutôt... l'*houmm' !* as-tu soufflé le feu ? »

III

Le Poulieur nous avait conduits à la pointe du *Hoc* et
ramenés du côté de la place du Calvaire sans franchir la
porte des cafés et hôtels, sans faire visite à sa vieille tante,
pour ne point faire de jaloux, disait-il. Il nous conduisit chez
Souquedur, un pêcheur cancalais chargé de famille qui
demeurait dans une ruelle sans nom.

Elles étaient succulentes, les trois douzaines d'huîtres,
délicieuses les orbiches en ragoût avec des patates et des
oignons, exquis le pommard venant tout droit de la
Couëronnière-Masure, et *tralala* le petit mic couronnant le
tout, composant notre déjeuner et celui de nos hôtes, y
compris les mioches, par exception. Ce n'est pas tous les
jours fête, n'est-ce pas, la Brune ? disait le Poulieur.

Le service ne traîna pas en longueur. La cordialité la
plus franche ne cessa de régner entre les grands convives
et la pétulance entre les petits.

Quand nous quittâmes nos hôtes, la maman, *la Brune,*
était bien émue en serrant la main du Poulieur.

Petite mère, pourquoi ce prompt revers de main sur vos
yeux ? pourquoi mettiez-vous la main à votre poche ?
Cherchiez-vous votre mouchoir de poche ou votre porte-
monnaie ?

Le Poulieur nous entraîna. Le Temporisateur le traita
d'égoïste.

— Egoïste ! qui ? moi...

« A la revoyure, Souquedur…. Quand tu débarqueras à
» St-Malo, je te donnerai ma pelure d'automobiliste ; tu l'as
» reluquée. Elle est neuve, mais j'ai pris de l'embonpoint, et
» j'ai peur de me casser le cou. Cela ménagera tes autres
» effets pendant cet hiver.

» Souquedur, tu remettras cette carte de visite à Ugène
» et à l'*Ouest-Eclair*, si tu les connais. »

IV

Nous escaladâmes une voiture du tramway en partance.

Souquedur souleva son béret, en retira sa chique… et, les
mains dans les *pouchettes de sa braie*, il promena son re-
gard stoïque alternativement sur la *grande bleue* et sur la
voiture du tramway qui nous emportait, jusqu'à ce que nous
eûmes dépassé l'Aurore.

Le trajet fut court. Nous descendîmes à une station
quelconque, et nous entrions bientôt dans une ferme dont
le Poulieur est l'heureux propriétaire.

Adelaïde, la fermière, nous accueillit :

« Bonjour, Messieurs. Bonjour, notre maître. Entrez
» donc dans la salle.

» *Zoé*, apporte donc trois bols de lait ; il vient d'être
» trait. »

Le Poulieur et Couëron-Chicamour acceptent le bol de
lait tel quel. Le Temporisateur prie de le faire bouillir.

On cause de choses et d'autres, de naissances, mariages
et décès.

« A propos de décès, — dit la métayèe, — je suis allée
» chez vous, notre maître, pour vous demander si cela ne
» vous gênerait point de nous attendre jusqu'à la livraison
» du tabac pour six cents francs sur le terme de seize cents
» francs que nous devons vous verser à Noël ?

» Nous n'avons pas de chance.

» L'année dernière, nous perdîmes *Poulo*, le cheval qui

» était occupé à dégrèver la marne à Château-Richeux et à
» transporter les vidanges de la ville.

» Le domestique qui avait la charge de conduire Poulo,
» c'est-à-dire de dégrèver la marne, recueillir les vidanges
» et les détritus de la répurgation, et de brasser le tout
» dans le champ de *Malechance*, de coucher dans la loge du
» tabac, fut malade pendant plus de trois mois. A la Saint-
» Jean dernière, il nous déclara qu'il ne voulait plus
» continuer le métier. Nous sommes en procès avec lui pour
» régler ses gages. Il prétend que nous ne devons point
» retenir sur ses gages les frais du médecin, qui a fait bien
» des tours, et du pharmacien, qui a fourni bien des
» bouteillées, que nous avons avancés pour lui. Comme si
» ce n'était pas déjà une perte assez sérieuse pour nous de
» n'avoir pu jouir de son travail pendant quatre mois au
» moins ! Il paraît qu'il va gagner son procès, parce qu'il
» n'avait pas été formellement convenu qu'il serait employé
» à cette besogne, qui ne lui donnait de supplément de
» salaires que les pratiques de quelques bourgeois plus ou
» moins généreux, et quelques litres de *rouspinette*.

» A la Saint-Jean, ou à la Saint-Pierre, le patron gagea
» aux environs de Rennes ce que dans le pays nous appelons
» un *rouleur-trimardeur*, Jacques la Violette, ne trouvant
» personne dans le pays.

» Jacques la Violette avait travaillé dans les égouts et
» aussi dans les mines. C'était un fameux travailleur, pas
» encombrant à la maison, gai, entendu à tout, rempli de
» qualités. Il n'avait qu'un défaut : il courait... vous
» comprenez.

» Les conditions étaient bien convenues avec lui. Il les
» avait posées si clairement que le patron, contrairement à
» toutes habitudes, les avait acceptées sans discuter. Jacques
» la Violette n'était pas aussi exigeant que les gars du pays.

» Au début, il trouvait que pour nourrir Camus, que nous
» avions payé cinq cents francs, c'était un fort cheval de
» huit ans, pour remplacer Poulo, on ne donnait pas assez

» d'avoine et on gaspillait la luzerne en la lui faisant *tierrer*
» le jour et la nuit par beau et mauvais temps, et qu'on
» exposait le cheval à *serrer* la maladie. Ce n'était pas ainsi
» qu'il aurait voulu qu'on traitât Camus, une si bonne bête
» qu'il avait lui-même choisie en connaissance sur le champ
» de foire de Rennes.

» Mais, comme il fallait coucher dans le champ au tabac,
» — vous savez, le Clos de Malechance, au bout du Clos de
» Derrière, il était en luzerne depuis six ou sept ans, la
» luzerne ne dure plus comme autrefois, nous en avions
» défriché la moitié pour faire le tabac l'année dernière, et
» on fera le tabac cette année dans l'autre moitié, le patron
» prétend que c'est sur la friche de luzerne que le tabac
» réussit le mieux — ; comme Jacques la Violette pouvait
» veiller sur Camus jour et nuit, le dételer à l'arrivée,
» l'atteler au départ à la charrette chargée de barriques ou
» au tombereau qui restent continuellement dans le champ
» de Malechance pour ne pas nous..... vous comprenez ;
» comme Jacques la Violette préférait sa loge en voliges
» bouillies dans le goudron ou blak à la plus belle chambre
» du plus beau château de France et Navarre, comme il
» disait, il avait dans sa loge une lampe à alcool pour chauffer
» le café au départ ou à l'arrivée : comme il avait installé
» sous un grand châtaignier, près du dépôt de fumier,
» matières de vidanges et répurgation, un abri pour, quand
» il pleuvait trop fort, loger Camus et les harnachements —
» c'étaient, cela se comprend, les inférieurs de nos harna-
» chements, mais ils étaient si bien entretenus qu'ils
» paraissaient presque les supérieurs : comme Jacques la
» Violette aimait son cheval et voulait qu'il fût toujours bien
» étrillé, bien brossé, bien équipé, bien nourri — Dieu lui
» pardonne, il grapillait le son et l'avoine partout où il en
» trouvait oublié, et je sais de source certaine, depuis son
» décès, qu'il payait à Camus des picotins avec une partie
» des pourboires que les gens de la ville lui octroyaient plus
» généreusement qu'à ses devanciers, parce qu'ils étaient

» plus satisfaits ; en définitive, Jacques la Violette avait
» déclaré, dans les dernières *enfileries de tabac* auxquelles il
» a assisté, qu'il était l'homme le plus heureux du monde
» depuis qu'avec Camus il avait son siège social dans le
» champ de Malechance, qui est au bout du Clos de Derrière.

» Croyez-moi, notre maître, si vous voulez, Jacques la
» Violette était un fameux serviteur, bien dans nos intérêts.
» S'il n'avait pas tant couru... — Zoé avait de la peine à se
» défendre de lui, — on ne pourrait trouver son pareil.

» Car, dans le champ de Malechance, il y a en ce
» moment quatre fois plus de fumier de vidanges et
» répurgation qu'on en avait recueilli jusqu'ici chaque année
» pour mettre dans les terres de la ferme, même dans les
» années où l'on s'y adonnait le plus, et avec beaucoup moins
» de frais.

» Jacques la Violette voulait que le patron défriche la
» pâture dite le *Vérot qui mouche*, qui contient plus de huit
» journaux de terre ou quatre hectares et plus. Il prétendait
» que cette pièce de terre rapportait trop ou pas assez de
» bons ajoncs, qu'elle ne payait pas son affermage, les
» contributions étant payées, mais, que bien transformée en
» prairie naturelle, elle était susceptible de rapporter autant
» que le Clos de Derrière, qui est sans contredit le meilleur
» de la ferme.

» Il disait qu'en pérégrinant autour de Rennes et ailleurs,
» on verrait clairement qu'il avait cent fois raison en jugeant
» ainsi, et que, sans se déplacer, il fallait regarder l'orée de
» la pâture, près du dépôt de vidanges.

« La bourgeoise, disait-il, vous auriez en moins un
» un cheval, les autres recevant plus de son et d'avoine,
» et en plus cinq belles vaches sur la ferme. En vendriez-
» vous du lait en plus, en vendriez-vous du beurre après
» avoir conservé une bonne provision pour faire la soupe
» aux choux et frire le poisson ! et vous élèveriez des
» porcs !!!

» La bourgeoise, vous verriez les gros sous et les
» pièces blanches tomber dans votre porte-monnaie tous
» les jours. S'il faut *baratter* le matin avant que la soupe
» ne soit trempée, vous pourrez laisser Zoé dormir, je
» ferai ce travail tout seul. Cela se voit dans les environs
» de Rennes. Je ne sais pourquoi il n'en serait pas ainsi
» dans ce pays où les hommes sont, en comparaison avec
» ceux des environs de Rennes, presque et pour ainsi
» dire taillés en hercules. Ils n'ont pourtant, pas plus que
» moi, besoin de méditer avant de sortir du lit ! »

« Jacques la Violette n'était plus le même depuis quelque
» temps. Il avait dépéri, il ne mangeait plus le poisson
» *fricassé* dont il était si friand, il avait perdu sa gaieté.

» Comme il nous avait dit que Camus n'était pas *couru*
» comme d'habitude, qu'il ne hennissait plus, et qu'il lui
» mettait la nuit un couple de vieux sacs sur le dos, et comme
» il ne se plaignait pas lui-même, nous pensions que sa
» tristesse et son manque d'appétit étaient la suite de ses
» appréhensions pour la santé de Camus, et nous étions loin
» de douter qu'il était au début d'une maladie mortelle.

» Un soir, il nous demanda, pour lui, du lait doux, un
» litre au moins, pour boire dans la nuit bien chaud et
» additionné de ce qu'il appelait de la *tiaule* et qu'on
» appelle ici *rouspinette*. On lui en fournit trois jours
» consécutifs. Zoé dit qu'il prenait deux litres de lait chaque
» fois, et Camus avalait tout, même la *tiaule* chère à Jacques
» la Violette.

» Le quatrième jour, Jacques la Violette dit au patron de
» quérir le vétérinaire pour consulter Camus et lui, Jacques
» la Violette, en même temps.

» Le patron partit à la ville aussitôt. Il rencontra en
» route le docteur-médecin et le pria d'entrer à la maison
» avec mission de consulter Jacques la Violette sans paraître
» exercer sa profession.

» Le docteur-médecin vint le premier, comme pour nous

» dire bonjour, et, apercevant Jacques la Violette, que j'avais
» fait appeler censément pour nous donner un coup de main :

  « Jacques, vous n'êtes pas dans votre état habituel. Il
» y a des épidémies dans les environs, mais pas dans la
» commune. Défiez-vous. Vous ne faites plus le service
» des vidanges ?

  » — Non, depuis quelques jours.

  » — C'est bien... Ne couchez pas dans le champ,
» venez à la maison, ou tout au moins dans un
» appartement. Vous prendrez une purge demain matin.
» Je reviendrai voir si elle a produit son effet. »

 » Jacques la Violette parut approuver par son silence.

 » Le vétérinaire vint à son tour. Il examina Camus et
» déclara que le cheval était atteint de la typhoïde. Il
» composa une purge.

 » Zoé prétend que Jacques la Violette dit entre haut et
» bas :

  « Nous sommes f.... tous deux. Je nous croyais
» incapables d'être atteints de la typhoïde, depuis le
» temps que nous menions tous deux le métier... Je
» ne verrai jamais la pâture du Vérot qui mouche
» transformée en bonne prairie, cinq vaches durham-
» normandes en plus dans la ferme, ni beaucoup de porcs
» à élever, ni un cheval de moins dans l'écurie, les autres
» mieux soignés, mieux équipés pouvant sans gêne ni
» fatigue faire facilement toute la besogne promptement
» et bien. »

 » On amena Camus dans la petite écurie. Jacques la
» Violette y dressa lui-même son lit dans un angle :
» quelques fagots, de la paille à volonté, des draps, une
» couverture en laine, une *berne* ou *balin*, des sacs, et le lit
» fut dressé. Jacques la Violette, malgré nos instances,
» déclara qu'il n'en occuperait pas un autre. Il voulait être
» témoin des soins donnés à Camus.

 » Zoé, le patron et moi, tous de la maison, soignâmes

» Jacques la Violette de notre mieux. Camus empira, et
» Jacques la Violette aussi. Camus est crevé depuis trois
» jours. Jacques la Violette fut le seul témoin de sa mort, il
» recueillit son dernier soupir.

» Il y a trois jours, à six heures du matin, je me rendis
» à la petite écurie. Je vis Jacques la Violette dans un état
» lamentable. Tournant mes regards vers le fonds de l'écurie
» où ma lanterne *Securitas* ne jetait qu'une lueur blafarde,
» j'aperçus le cadavre de Camus. Je compris tout le malheur
» de Jacques la Violette et le nôtre.

» En quelques instants, le patron, Zoé et les deux
» domestiques retirèrent Camus de l'écurie, et on le véhicula
» dans la charrette à bras jusqu'au champ de Malechance,
» au bout du Clos de Derrière : nous ne voulions pas exposer
» les autres chevaux en les employant au transport, la
» maladie est contagieuse.

» Revenant à l'écurie, Jacques la Violette nous tint les
» propos suivants :

« Je n'ai pas besoin de notaire pour léguer ma
» fortune.

» J'ai malheureusement depuis nombre d'années placé
» à fonds perdus, sans réserve, dans les pensionnats, la
» partie des salaires que j'aurais pu économiser. Je n'ai
» pas même la somme nécessaire pour payer le fossoyeur
» qui en a cependant bien besoin pour nourrir sa douzaine
» de mioches et payer le treizième à échéance prochaine.
» Faites le trou suffisamment grand pour Camus et moi.
» Vous nous relèverez dans quelques années. Il y aura
» de fameux engrais dans le fond du trou. Mais, si, sur
» nous deux, vous mettez de la chaux vive en guise de
» linceul, l'engrais pourra être retiré plus tôt. »

» Il dit : nous étions consternés, atterrés. Jacques la
» Violette reprit :

« Ne vous attristez donc point.

» Je vais mourir, mais je ressusciterai. Camus, non.

» En attendant ma résurrection, il ne vous sera pas
» impossible, mais bien difficile et onéreux, de me
» remplacer, les bourgeois. Croyez-moi, ne remplacez
» point Camus. Ayez un cheval de moins, et que les
» autres soient nourris à l'écurie, mieux entendus, mieux
» équipés. Ayez cinq vaches de plus dans l'étable.
» Elevez beaucoup plus de porcs, et aussi plus de volailles.
» Défrichez la pâture du Vérot qui mouche et faites-en
» une bonne prairie : c'est possible, voyez comme l'herbe
» pousse où se répand le purin du fumier sortant du
» champ de Malechance ; c'est cependant le plus mauvais
» quartier de la pâture, comme sol. La petite pâture est
» plus que suffisante pour le double et le triple de ce que
» la ferme comporte de bestiaux. Vous pourriez en
» défricher une partie afin d'ensemencer plus d'avoine
» sur la ferme.

» Je veux bien reconnaître que les terres en luzerne,
» trèfle et trémaine ou trémène, sont engraissées quand
» les bestiaux y tierrent, mais, tout de même, cela ne
» vaut pas le procédé qui consiste à couper l'herbage et
» le faire consommer dans les étables et écuries et à
» répandre sur la terre en herbage de l'engrais, tous les
» ans, dans l'hiver, quand il gèle et qu'on ne sait ce que
» faire, sinon d'aller à la chasse pour se faire dresser
» des procès-verbaux, comparaître devant les juges qui,
» en vous condamnant, vous disqualifient malgré eux,
» parce qu'ils sont obligés d'appliquer la loi, mais vous
» consolent en disant : *Dura lex, sed lex.*

» Je vous parle en latin, c'est pour vous prouver que
» je n'ai pas perdu connaissance, que je n'ai pas perdu
» mon latin, comme on dit ordinairement. C'est tout ce
» que j'en connais, et c'est le coadjuteur d'un vieux
» vétérinaire de Rennes qui me l'a appris.

» Les bourgeois, voilà mes dernières volontés à votre
» profit. Je voudrais bien faire plus en votre faveur ;
» mais je suis pressé, je vais bientôt trépasser. Votre

» legs est grevé de la charge de me faire enterrer comme
» bon vous semblera. »

» Fier-à-bras, le domestique de labour, se tenait derrière
» le patron et moi. Jacques la Violette l'interpella :

« Tu es fier des récompenses que tu as obtenues dans
» les concours de labourage. Tu as raison d'être fier.
» Mais cela ne suffit pas pour faire un bon cultivateur.
» Laboure plus ou moins profondément, suivant les
» quantités d'engrais affectées à la terre que tu laboureras
» et les ensemencements qu'on y veut faire.

» J'avais tort de te railler de ne pas fréquenter les
» pensionnats. N'y place pas à fonds perdus tes
» récompenses.

» Va dire au curé qui te ramone — si c'est le vieux,
» ça me conviendra mieux, — de venir remplir l'office
» près de moi.

» Mon père, mon grand-père ont fait graisser leurs
» bottes pour le grand voyage. Par respect pour ma
» famille, je veux faire comme mes aïeux. S'ils ne
» l'avaient pas fait, je le ferais quand même. N'est ce pas,
» Zoé, que pour tous péchés il y a miséricorde ?

» Zoé, continue de servir de droite et de gauche de la
» giroflée à cinq feuilles aux galopins qui auraient des
» velléités de te chiffonner. Au besoin, prends une trique
» et ne les ménage pas. Quand nous ressusciterons tous
» les deux, nous nous causerons, car tu m'as fait
» comprendre que la vertu et l'honnêteté ne sont pas de
» vains mots. Conserve ce bien précieux, c'est bien sûr
» toute ta fortune, puisque tu places tes économies en
» achats de rubans moirés blancs trop longs et trop
» larges.

» Voilà mon testament, je n'ai rien oublié.

» J'oubliais de vous dire, le patron, que votre
» bourgeois a le tort de laisser tant d'arbres en bonne
» maturité autour du champ de Malechance, parce que,
» tout d'abord, ils valent de bons argents pour les

» constructeurs de navires de Cancale et Saint-Malo qui
» sont obligés d'en retirer *des fins fonds perdus* des pays
» mal desservis, ces arbres dépériront désormais, et les
» jeunes de belle venue commencent à se trouver gênés
» de leur voisinage, et dans quelques années ils feraient
» oublier les anciens ; parce que, en second lieu, malgré
» le haut prix des fagots, l'émonde gâte pour cinq fois
» sa valeur partie de vos récoltes du champ de
» Malechance, du Clos de Derrière et du verger Doux-
» ès-Vêques, sur une durée de neuf ans, c'est-à-dire
» pendant que l'émonde pousse.

    » Le patron, changez l'emplacement du dépôt de
» fumier. Il se trouve exactement sur le *fil de la source*
» qui alimente le puits. C'est pour cela que l'eau trouble
» depuis quelque temps dans le puits. Si vous continuez
» à faire des composts, faites-les dans l'autre coin du
» Clos de Malechance, le terrain est imperméable, le
» purin délayé avec l'eau qui dégringole du verger Doux-
» ès-Vêques se répandra sur la prairie du Vérot qui
» mouche.

    » Quand vous enlèverez le fumier des étables,
» écuries, retraites à porcs, portez-le aussitôt dans le
» coin du champ de Malechance que j'ai indiqué, sous les
» arbres. Il sera presque rendu dans toutes les pièces de
» terre. J'estime qu'il sera mieux que dans la cour, qui
» est trop étroite, où l'on ne peut manœuvrer avec le tas
» de fumier. Le purin ne coulera plus dans les rigoles de
» la grande route et n'ira plus enrichir le vieux *Pierrot le*
» *Malin,* il coulera dans le Vérot qui mouche ; il vous
» sera profitable.

    » Était-il plaisant ce bonhomme du fond des villages
» de Roz-Landrieux quand il disait que : *Grasse cuisine*
» *a pour enseigne un fameux tas de fumier à la porte.*
» Jamais un Parisien n'aurait trouvé celle-là. Si vous le
» rencontrez par hasard, encouragez-le à concourir, s'il
» en est temps encore.

» Je souhaite que dans les villes on fasse avec les
» vidanges, les détritus, les balayures des maisons et des
» rues, la vase des ports, les coquillages. les goëmons.
» les déchets de certaines usines. la chaux. le phosphate,
» etc., des engrais qui seront prêts à mettre dans la terre
» et qui feront plus d'effet que ceux que nous faisons et
» les *chimiques* que nous employons. Ils vous coûteront
» moins cher, vous en emploierez davantage. Vous
» comprenez que ceux qui travaillent en gros peuvent
» vendre meilleur marché. Le patron, avez-vous
» quelquefois calculé le prix de revient des engrais que
» vous employez, surtout l'engrais du tabac : faut-il le
» remuer, celui-là !

» Les chimiques, c'est bon : mais ils sont pour la
» terre ce qu'est la tiaule pour le corps humain. Il ne faut
» pas en abuser. Je dois vous dire aussi que pommes de
» terre et choux-fleurs, puis pommes de terre et choux-
» fleurs et encore pommes de terre et choux-fleurs.
» toujours dans les mêmes champs, c'est un mauvais
» procédé ; la terre se détériore comme l'estomac d
» celui qui boit une demi-chopine de tiaule par jour. sous
» prétexte de se réchauffer le dedans.

» Adieu, à Dieu. Je ne regrette pas la vie. Je regrette
» de vous quitter sans vous avoir démontré que je
» m'étais attaché à vous.

» J'aurais cessé de rouler-trimarder et de fréquenter
» les pensionnats.

» J'aurais placé mes économies à la Caisse d'Epargne,
» où elles sont en sûreté, quoi qu'on en dise. »

« Le bourgeois, Jacques la Violette est dans la terre
» sainte depuis hier matin. J'ai payé tous les frais. Je lui
» ferai mettre une croix. Vrai. cette mort nous a fait quelque
» chose, tous ici nous le sentons bien. les grands et les
» petits aussi. »

V

Le Poulieur, le Temporisateur et Coaëron-Chicamour s'étaient levés pour prendre congé.

Adelaïde, regardant par la fenêtre, aperçut son mari.

« — Le bourgeois, Messieurs, attendez. Augustin » rentre. »

Et Augustin entra.

« — Bonjour, Messieurs. Boujour, notre maître.

» Je viens de chez le marchand de grains, fourrages et » engrais qui habite au coin des quatre routes.

» Adelaïde, le compte est fait, et le gousset n'est pas » suffisamment garni pour nous faire plaisir, pas plus à notre » maître. Mais puisque le voilà, nous allons lui verser en » à-compte ce que nous avons d'*éliges*. Nous n'aurons plus » à craindre les voleurs. Il y a tant de vagabonds de » mauvaise mine sur les routes par le temps qui court; c'est » incroyable ce que j'en ai rencontré sur mon chemin.

» On paiera le reste quand on pourra.

» Plus de blé à vendre; d'ailleurs, il se vend mal. Pas de » pommes, il faudra en acheter. L'administration des tabacs » augmentera sans doute l'allocation des cultivateurs, puis- » qu'elle augmente, dit-on, les prix pour les consommateurs : » c'est notre seul espoir pour vous payer.

» Notre maître sera obligé de nous attendre. Au tabac » nous recevrons à peine la somme nécessaire pour faire la » récolte de pommes de terre et du colza, car j'ai repris la » culture du colza. Se vendra-t-il ? Il y a tant de machines qui » roulent sur les routes, que cela devrait faire quelque chose » pour la vente du colza. La moitié de la récolte de tabac a été » perdue, c'est-à-dire dans toute la partie où j'ai semé du *sel* » *de coussin*. Pierrot le Malin, qui s'en sert beaucoup, m'avait » dit que c'était très bon à employer. J'en ai, sans doute, trop » répandu dans la terre, ou trop tardivement. Les plants de » tabac ont été brûlés, rôtis dès que les racines se sont

» enfoncées plus profondément dans le sol, pas tous, mais
» plus de la moitié.

» Les chimiques, je ne veux plus en employer : je ne sais
» point. Un notable voisin, qui a fait une partie de son cours,
» sachant lire le grec et le latin, mais pas plus fort que moi en
» français et en calcul et arpentage et cubage, sans me flatter,
» car je n'ai pas eu bien des années d'école, a été plus encore
» maladroit que moi. Toute sa récolte est perdue. Il faisait des
» embarras, il était le plus fin, le plus malin de la paroisse :
» tout le monde *rigole* de lui par derrière ; ce n'est pourtant
» pas risible. Et pourtant, le vieux Pierrot le Malin qui ne sait
» écrire ni lire, qui se fait lire les bulletins de vote et les
» journaux d'agriculture par son petit gars, a eu une récolte
» magnifique, grâce, dit-il, au sel de coussin. Mais il ne veut
» point dire comment il les a employés. Il ferme les portes de
» sa grange pour faire son tripot, et il se lève la nuit pour
» mélanger lui-même son fumier. Sa vieille carcasse est bien
» sûr plus solide que la mienne.

» On croit bien faire, et on se ruine. Du train où les choses
» se passent, il faudra bientôt faire la vente, quitter la ferme
» et aller battre le pavé des villes comme tant d'autres.
» C'est malheureux.

» Et tous ces agents électoraux de toutes nuances et de
» toutes opinions qui, à certains moments, nous viennent des
» villes, se moquent grossièrement de nous. Les élections sont-
» elles faites, vous ne les voyez plus. Je comprends que les
» candidats élus doivent travailler à Paris ou à Rennes, ou à
» St-Malo ; ils n'ont pas le temps de se déplacer ; et que les
» candidats non élus travaillent dans le silence du cabinet
» pour devenir très forts et dominer leurs adversaires aux
» luttes prochaines. Mais leurs agents !! Le paysan aurait
» pu croire à leurs discours, que les alouettes qui volent
» dans les champs en mangeant le grain n'y descendraient
» plus que plumées et vidées, bardées de lard, rôties à point
» et rangées sur des plats d'argent !!!

» Ces agents devraient avoir, tout au moins, la pudeur de

» paraître s'occuper des cultivateurs en leur procurant de
» bons engrais à des prix raisonnables. S'il était permis de
» forcer ces gars-là à répandre autant de sueurs que les
» badauds qu'ils viennent endoctriner, ils apprendraient ce
» que font, en labeurs, les cultivateurs pour les nourrir à
» bon marché.

» Notre maître, vous n'avez pas à vous plaindre de moi.
» J'ai fait tout ce qu'il était humainement possible de faire.
» J'en ai défriché des terres de la ferme ! et je ne suis pas
» plus avancé que le premier jour !!!

» Sans les patates primes et tardives qui se sont très-bien
» vendues cette année, et encore la récolte des tardives est
» mauvaise, je n'aurais eu le premier sou à vous verser. Les
» choux-fleurs, il faut les mettre au fumier. Cela sent mauvais,
» c'est une infection. Il faudrait faire comme Pierrot le Malin,
» acheter de la chaux vive ou grasse pour mettre sur le tas et
» couvrir le tout avec la plesse des forières. La chaux grasse,
» cela coûte, ça vient de loin ; et d'aucuns disent que c'est
» très bon dans la terre, d'autres que c'est mauvais à cause
» de l'éclosion des vers blancs.

» Adelaïde, combien pouvons-nous verser au maître ?
» Combien as-tu mis dans le bas qui est dans le *casson* de
» l'armoire ? Ne compte pas sur ce que j'ai dans le gousset
» de mes braies. »

Le Poulicur l'interrompit :

« — T'ai-je demandé, Augustin Lavocat, de payer ton
» terme aujourd'hui ? Tu me le devras jusqu'à ce que je te
» demande paiement et que tu ne l'aies effectué.

» On m'a demandé à Saint-Malo et à Cancale des pieds
» d'arbres pour la construction des navires et pour le
» chauffage. En trouverai-je sur la ferme ?

» — Si vous en trouverez ! Autour du champ de Male-
» chance vous trouverez dix hêtres qui feraient des demi-
» quilles de beaux navires, vingt ormes, trente chênes de
» décoration, plus de cinquante chênes d'émonde ou hyards

» droits ou torts, et des ragosses. Oui, il y en a du bois, pour
» des sous et des sous. Vendez-le donc, vendez-le donc. C'est
» votre intérêt, c'est le mien. Dans dix ans ou un peu plus, il
» y en aura autant. Le taillis me fournira des fagots plus
» qu'il n'en est consommé à la ferme.

» — Cela me fera plaisir. J'ai quelque peu perdu aux
» petits chevaux, cette dernière saison.

» — Voilà ce que vous appelez faire aller le commerce,
» améliorer la race chevaline ! Quand le Casino marche, tout
» marche ! Quand, dans chaque course, sur la grève de
» Chasles, il y a deux chevaux, c'est brillant : on s'est
» occupé de la race chevaline ! Ils ne sont pas aussi intéres-
» sants, ceux de la grève de Chasles, que ceux qui courent,
» grâce à une manivelle, sur le tapis vert d'une grande table
» carrée !!!

» Je ne blâme pas les Casinos. Au contraire, je reconnais
» qu'ils sont une source de prospérité pour le pays. En effet,
» Adelaïde leur vend nos coqs et nos poulettes, nos dindons et
» nos pigeons avec une augmentation de prix de vingt-cinq
» centimes en moyenne par pièce sur l'ensemble ; mais elle
» est obligée de préalablement les saigner, les plumer pro-
» prement et de les vider à fond. On ne s'entend pas à cette
» besogne dans ces établissements, paraît-il.

» Si j'étais riche, j'irais avec Adelaïde voir jouer la
» comédie, entendre de la belle musique et danser des
» riguedons ; mais ce que je ne ferais jamais, c'est de parier
» sur des petits chevaux en métal ; et Adelaïde verrait beau
» jeu en rentrant à la maison si elle avait choisi un favori
» parmi ces simulacres de chevaux. Je n'ai jamais refusé de
» lui payer une belle place dans les tribunes quand les
» chevaux courent dans la grève de Chasles. Les courses de
» véritables chevaux, je comprends cela, et je parie une
» tournée de bolées avec les amis à chaque course. Je ne
» me ruine pas à parier, je n'ai jamais payé pour plus de
» vingt sous, encore en ai-je eu ma part.

» Notre maître, ne m'en voulez-pas si mes paroles vous
» blessent. C'est plus fort que moi. Je dis des choses désa-
» gréables en voyant la crise actuelle, en en subissant les
» conséquences.

» Vous avez un devoir, vous qui avez la fortune et
» l'instruction : c'est de nous diriger. Comment nous
» dirigez-vous ? Vous préoccupez-vous de tout ce qui nous
» intéresse et qui devrait vous intéresser ?

» Vous êtes à la porte de votre ferme, au moyen du
» tramway. On ne vous voit qu'en allant chez vous payer
» les termes à Noël et à la Saint-Jean. Je me tais.

» — Augustin Lavocat, fournis-moi du papier, ce qu'il
» faut pour écrire. »

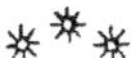

Qu'écrivit le Poulieur ?

Le Temporisateur et Couëron-Chicamour pourraient le
dire, s'ils le voulaient. Ils le diront quand ils voudront.
Qu'il suffise aux curieux d'apprendre qu'avant de franchir
le seuil de la porte, le Poulieur embrassa Adelaïde et
Augustin Lavocat, et ceux-ci embrassèrent le Poulieur. Ce
n'étaient point des baisers de Judas qui étaient échangés.

Le Temporisateur dit en *aparté* à Couëron-Chicamour :

« Cette scène, c'est *la fin d'un monde* : le propriétaire et
le fermier s'embrassant réciproquement et sincèrement. Je
n'avais jamais vu cela. C'est la fin du *Struggle for life* et
l'avènement de l'*Union for life*. »

Voyage silencieux et méditatif jusqu'en face le cimetière
de Paramé. Le Poulieur rompt le silence.

— Mes amis, je descends à Paramé.

Le Temporisateur. — Je désire faire visite à Mme X...

Couëron-Chicamour. — Belle occasion de traverser les
marais Rabot.

Le Poulieur. — Couëron-Chicamour, dis donc encore une fois à certains lecteurs que tu n'es pas aussi fantaisiste qu'ils le pensent, et que l'avenir leur ouvrira les yeux et les oreilles.

Au revoir. Rendez-vous au lieu ordinaire de nos séances.

COUERON-CHICAMOUR.

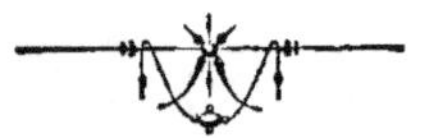

Imprimerie F. BAZIN, St-Malo.